五十肩の根本治療

神戸克明

東京図書出版

はじめに

五十肩の本当の治療って何だって思ったことはありませんか？

ある患者さんはこう言います。五十肩だから、もうあきらめるしかないのですかねえと。いろいろな治療、たとえばストレッチとか体操とかやって病院にもさんざん行きましたし、だけどよくなるどころかだんだん肩が動かなくなってきました～。じゃ～こうした病気って本来あきらめるものなのでしょうか？　私はそうは思いません。どうしても外せない仕事があります！　とか、あと2週間で治さないと大事なイベントが待っているのです、なんて言われる方もいます。病気って患者さんと医者の信頼関係がうまくいって初めて一緒に治していきましょうという意欲が湧いてくる、これこそがとても大事だと思いませんか？　私は自分が一度診た患者さんは一生責任をもって診ます、と心に誓っています。私は、痛みをもっている患者さんの健康と生命の安全を第一に考え、私の持っている医者としての技量をもって、肩が痛い患者さんへ少しでも貢献できたら幸せに思っております。

私は高校一年生のときに野球をやっていました。キャッチボールで遠投するたびに肩が痛くて、父親に針治療につれていってもらいました。しかしぜんぜん治らなくて整形外科にも行きましたが、当時シップももらえなかったと思います。夜中に右肩の後ろがずしーっと重く、つらい痛みが押し寄せてきました。日が経つうちに痛みはうすれてきましたが、ボールを思いっきり投げることは、もはやできませんでした。肩を痛めた人の本当の痛みと精神的な辛さはよくわかっているつもりです。こうした肩の痛みを根本から治してあげたいと整形外科で肩関節外科を専門に選びました。この本は私が医者になり二十七年を経過した集大成として五十肩における肩関節鏡手術の実際について、いま痛みで悩んでいる方に伝えたいと思います。

五十肩の根本治療❖目次

1　五十肩の具体例

先生～、肩が治りました！　といらしたのは５００km以上も遠くから来られた患者さんでした。治療後半年ほどしてしばらくぶりにお顔をみると満面の笑顔でした。

58歳、女性

「最初は少し肩がひっかかる程度の痛みでしたが、だんだんとじっとしていてもじわ～っとする痛みがでてきました。最初は接骨院でもんでもらっていました。そのときは少しいいのですが1カ月もすると痛みは増してきました。ある日、車で買い物をしに行ったら、駐車場の出口で駐車券をだそうとして右肩にピキッと電気が走るような痛みがでてびっくりしました。その晩から夜になるとだんだん痛みがましてきて、ときどきうずくようにもなりました。薬局にいって市販の痛み止めをのみましたが、ぜんぜん効きません。とうとう仕事にも支障がでてきて、あまりいきたくなかったのですが近くの整形外科にいってみました。2時間ほど待たされてやっとよばれたかと思ったら、ほとんど私の肩にもふれずに、あ〜五十肩でしょう、あきらめてください！　といわれ一応レントゲンでもとりますか？　と聞かれたので、いえ、結構ですとお断りし痛み止めとシップをいただいて帰りました。痛み止めが少し効いたせいか、若干よくなったような気がしました。しかし、だんだんとフライパンも持てないくらいに痛くなってきました。もう、痛くて肩を下にして眠ることができませんでした。睡眠不足が続いて仕事でも失敗するようになりました。イライラが募るばかりでどうしていいかわからなくなりました。会社に休みをいただいて大きな病院の整形外科にいってみました。案の定、予約したのに3時間待たされ、答えは一つ、五十肩です、お近くのクリニックにでもいってリハビリでもやってくださいと言われました。ここは救急患者さんなどで忙しいから、あなたのような症状ぐらいで診ていては病院がパンクしてしまいますと。やむなく肩は痛いまま家に帰ってじっとしていました。冷やしたほうがいいのか？　温めたほうがいいのか？　よくわからないまま、もう痛くなってから3カ月がたちました。ふと、朝目がさめて歯磨きをしようとしたら肩が痛くて口までも手がとどかなくなっていました。」

こうした患者さんが世の中にたくさんいらっしゃることをご存知ですか？　病気は軽いと一方的に思われても、実は痛い人にとってはとても重大なのです！

2 五十肩って何？

五十歳ぐらいで肩が痛くなればみんな五十肩でしょう？　とお考えではないでしょうか？

実は違います！

五十肩はアメリカではFifty Shoulderとは決していいません。なぜでしょうか？

それは、五十肩って日本でしか言わないからです！　むかし、１７９７年すなわち江戸時代に俚言集覧《りげんしゅうらん》という書物の中にこう伝えがあります。

「凡、人五十歳ばかりの時、手腕、関節痛むことあり、程すぎれば薬せずして癒ゆるものなり、俗にこれを五十腕とも五十肩ともいう。又長命病という」つまり江戸時代の平均寿命は50歳ぐらいですから（いまは80歳以上ですからずいぶん違いますね）肩が痛いことは長生きの証拠の一つで、むしろ喜ばしいことであったかもしれません。ですから、自然に治るとされていましたが、多くの人はそのまま死んでしまっていて本当の経過はわからないですね。アメリカでは、Frozen Shoulderといいます。すなわち凍結肩です。文字通り凍ってしまって動かない状態をいいます！　ちなみに少しよくなってきた状態をFreezing shoulderといいます。これは肩関節周囲炎といって少し軽い状態です。

そろそろ本題に入りましょう！　そう、五十肩とは「肩の痛みがあり可動域制限をともなう病気」をさします。ですから、30歳でも80歳でもいいわけです。ここで注意すべきなのは可動域制限というむずかしい言葉です。ふつうは腕がピンとまっすぐに上がりますね。ところが五十肩はいい方の肩と比べて明らかに腕が上がらない状態をいいます。具体的には地面から90度以上は上がるけれど１８０度まではいかない状態をいいます。ちなみに、90度までも上がらない状態は拘縮肩といい、五十肩の重症型です。五十肩の根本治療はこの拘縮肩に威力を発揮します！

コラム　大谷選手はなぜ肘が痛かったの？

野球というとすぐに思いつくのが、肩をこわしたということですよね。しかし、意外に肘の障害が最近目に付くのはなぜでしょうか？　プロで、しかもメジャーリーグの新人王争いまでいく選手であれば当然肩にも負担がかかりそうです。野球のボールは一見軽そうですが、実は硬式ボールでは１４１・７～１４８・８グラムとお肉１００グラムより重いのです！　それを18・４４メートルも投げるわけですから、腕に負担がかかることは間違いないです。ところが、いいピッチャーほど腕の力を抜いて投げているのです。ちょうど鞭のようにしなやかにボールが指からはなれるように投げると、威力のあるいわゆる「重い球」になるのです。投球回数が多かったり、当番回数が早く回ってきたりして負担が大きいと、肩や肘に障害がおこりやすいと言われています。しかし、ここで注目すべきは大谷選手は実に二刀流で、しかもホームランバッターですよね。ここに肘を痛めやすい落とし穴があります。それは、左打ちということです。左バッターですと、どうしても右肘をねじるような動きを強いられ、肘の中の軟骨がこすれて剝がれやすくなります。剝がれた軟骨片のことをマウスと呼びます。すなわちねずみのように関節の中を動き回るのです。いったんこれができると投球動作のときに引っ掛かりがおきて肘に力が入ります。すると鞭のように投げていた肘のじん帯に負担がかかって切れてしまうのです。すなわち、右投げのピッチャーには医学的には右打ちがお勧めです。野手であれば逆に左打ちになります。それは右利きは左バッターの方がより飛距離がでるからです。そこに実は二刀流の本当のむずかしさがあるわけですね。ひとたび肘が故障すれば当然、バッターにしてもピッチャーにしても成績は伸び悩みます。最低侵襲でしっかりと治して再起することがベストかもしれませんね。私ならマウスを2・7ミリの内視鏡でとり、肘の中をきれいにお掃除して終了し、できるだけ早く復帰させせます。

3 五十肩と四十肩は違うの？

さあ、皆さん、どうでしょうか？　違いはありますか？

とうぜん四十肩の方が若いから治りがいいんじゃないかな？　とか、いえいえ、五十肩の方が一般的だから軽いんじゃないかな？　とかいろいろ想像をめぐらせていることと思います。答えは、

「**どちらも同じです！**」

しいていえば40代での五十肩を四十肩とも呼ぶべきでしょうか？

これは、さきほどお話ししましたように、「五十肩」とは年齢にはまったく関係なく「肩が痛くて動かない病気」のことを言います！

余談になりますが、つい先日80歳になるおばあちゃんが「私は五十肩だから腕がまったく上がらないよ～」とにこにこしておっしゃっていました。この方は、

実は五十肩とはまったく別の世界の「肩腱板断裂」という病気で、のちに手術して元気にすごされております。もしかしたら、江戸時代でも五十肩は腱板断裂だったかもしれません。

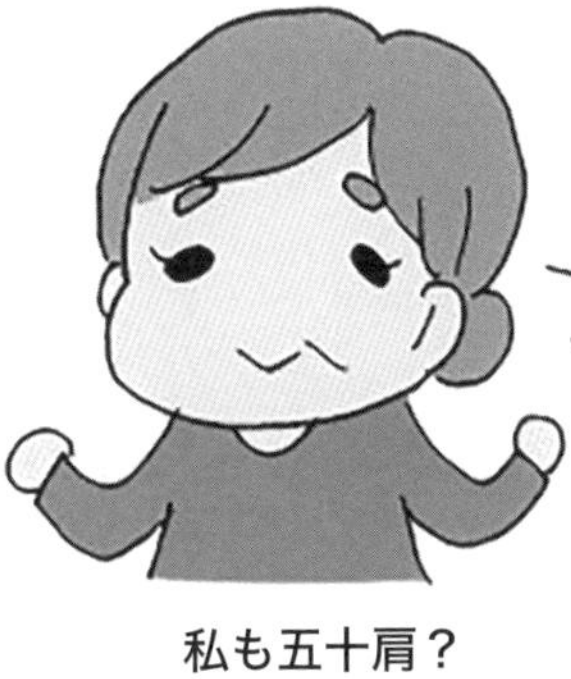

私も五十肩？

4 あなたはどの五十肩のタイプ？

肩なんてそのうち放っておけば治るんじゃない？　とみんなに言われつづけて3年という方がいらっしゃいました。これは、放っておいても大丈夫な五十肩とそうでないものとが混在している証しですよね。それじゃなぜ五十肩は自然に治るといわれるのでしょうか？

五十肩にはエビデンスがあります！

肩が痛くなってから約3カ月間は急性期といって炎症がある時期です。この時期は最も痛くて肩だけでなく首や腕までじりじりと痛くなります。とてもつらいときですよね。さて、そのあとの約6カ月は慢性期といって、じわじわとかたくなっていきます。気が付くと腕が思うように上がらない時期です。急性期が長引くと当然慢性期に入るのが遅くなりますから長引くわけですよね。そしていよいよ回復期です。凍り付いた冬の時期が終わってようやく春がきたという感じです。この時期は約1年かかります。ですから、五十肩の自然経過は約2年かかるということを知っていないと全然治らないと大騒ぎになるわけです。しかし、そこには重大な落とし穴があります。それは自然に治らない五十肩がひそんでいるからです！（こわっ！）

横上げ痛タイプ

肩の動きはまあまあいいけど、横に上げたりするとピキッと痛くなるタイプです！

「いろいろな病院やハリ治療までやったけど、あなたは肩の動きは問題ないからもう終了です！　といわれました。だけど、ものをとったり腕を後ろにやると電気が走るように痛くなるのです。先生、どう

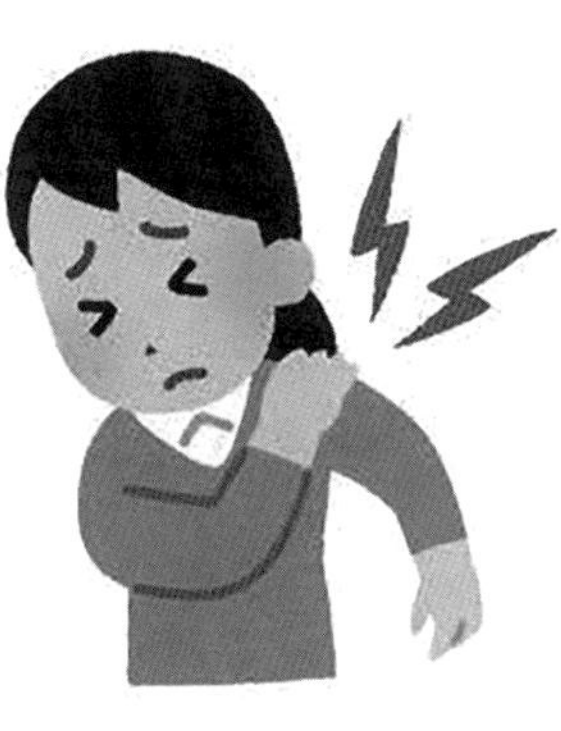

したらいいでしょうか？」とおっしゃる52歳、女性。こういう五十肩は実に最近増えていて、まさに現代病かもしれません。男性、女性問わずこのタイプの人は多いです。

激痛タイプ

ものすごく痛くて少しも動かすことができないぐらい痛く、夜も眠れないタイプです！

「昨日から、何もしていないのに急に肩が痛くなって救急車を呼ぼうかと思うくらい痛いです。少しでも腕を動かすと激痛がはしるのでなんとかしてください！とても夜は眠れません！」と泣きつくように来られた49歳、女性。

これはもう五十肩をとびこえて肩石灰沈着性腱炎という病気であることが多いです。急性期激痛型の五十肩といっていいかもしれません。これは、放っておくと痛すぎて体の機能が衰弱し精神的にも限界に達します。

肩ガチガチタイプ

五十肩の慢性期に入り、痛みはそれほどなく落ち着いているが、腕を動かそうとすると全然上がらないタイプです！

「先生！　仕事で上の棚にものを持ち上げるときに腕が上がりません。無理して上げようとすると痛くて上がりません。夜はときどき痛みで目がさめますが、痛み止めを飲めばまあなんとかしのげます。この腕、何とか上げられないでしょうか？」と詳しく説明してくれる42歳、女性。

これこそが、なかなか治りにくい五十肩の重症タイプです。いろいろリハビリやマッサージにかよって、あげくのはてに精神科にいくようにすすめられ、強い向精神薬を処方されてぐったりしている人もたまにみかけます。五十肩の根本治療はここに活躍するのです！

両肩が痛いタイプ

最初は左が痛かったけれどすこし落ち着いたと思ったら今度は右も痛くなって結局両肩が痛くて上がらないタイプ！

「いつも健康診断で少し血糖値が高いといわれるんです。父親は糖尿病ですが、わたしは糖尿病ではありません。今日は、両肩痛くて毎日いつでもずっと痛いです。腕の上がりが悪くて横から上げるとなお痛いです」とおっしゃる、55歳、男性。

このように両肩が痛い人はご自身が糖尿病か、あるいは糖尿病の家族がある人に多く、私の調べでは約3割もいることがわかりました。両方の肩が痛くなるということは外傷などけがによるものは考えにくく、もともと持っている病気の一つの症状として考えてもよいかもしれません。例えば、糖尿病だとおしっこが出にくくなったり、目が見えにくくなったり、手足の指先がしびれたりといろいろな症状がでたりします。このほかに、肩が痛くなるという症状がでるのは、不整脈や狭心症などの心臓の病気、肝臓の悪い方、乳がんの手術のあとに肩が上がらなくなった方、肺の病気のある方に多いのです。こうみてみますと、たかが五十肩といいますが結構奥が深いことがわかりますね。

いろいろなタイプがありますが、あなたはどのタイプだったでしょうか？

それぞれ違う病気のメカニズムがひそんでおりますので、当然治療方法も違ってくるわけです！　五十肩の根本治療は理屈にかなった治療であり、その真髄は病気をもった一人ひとりを丁寧に診ることから始まります。

5 五十肩の治療の種類は？

これは、いろいろな種類の治療が世の中に出回ってますよね。一番多いのはやはり、マッサージでしょうか？　これはとても気持ちいいし、揉んでもらった人の相性がいいと、つぼにはまってやめられなくなりますよね。次には、鍼灸でしょうか？　私も子供のころ野球で肩が痛くなって針をやってもらった経験がありますが、意外と痛くなかったように記憶しています。そしてようやく病院でしょうか？　やはり整形外科にかかると思いますが、そこでリハビリテーションとか書かれているクリニックなどに通院されることが多いと思います。ここで、質問です！　整形外科医の中には肩が専門の先生がいることをご存知ですか？多くは、一般整形外科で骨折や捻挫などを診ますが、さらに自分の得意分野として膝や肩や腰などを詳しく診られるように教育を受けているのが一般的です。ですから、私のように肩がとても好きで肩のことならなんでも聞いてという先生も世の中には少ないですがいるのです。さて、病院での五十肩の治療にはいったい何があるのでしょうか？

まず、保存的治療として痛み止めのお薬、最近は中枢神経系を抑制して疼痛を緩和するオピオイドというお薬が普及しています。しかし、このお薬は時にフラフラしてめまいがしたりするので合わない人はやめたほうがいいです。癌の時の疼痛緩和で用いられるお薬の一種なので少し強いかもしれません。それから、シップと塗薬ですね。これはおじいちゃんおばあちゃんがとても大好きな領域でなんでもかんでも全身にシップをはりまくる人もいますが、たくさんはりすぎても無意味どころか副作用も心配です。シップについている薬が皮膚から数センチのところまでしかとどかないので、なかなか五十肩の痛みがとれないこともあります。こうなってくるともう注射しかなくなってくるわけですが、肩の注射には2種類あることをご存知ですか？

一つはヒアルロン酸製剤です。これは肩の潤滑油と考えてもいいですね。滑りが悪くなっている関節に摩擦抵抗の少ないヒアルロン酸を入れてあげると、関節の中がツルツルになってすべりやすくなり、とても楽になります。場合によっては注射が痛くないように、リドカインという局所麻酔剤を少し混ぜて注射するとより効果的です。この場合、よく歯医者さんで歯の麻酔をしたときに気持ちが悪くならないかのチェックをしますね。もし、気持ちが悪くなるようでしたら、ヒアルロン酸だけにして局所麻酔は混ぜないようにして注射します。1～2週間に1回、計5回くらいやると有効であると思いますよ。

二つ目は、ステロイドです。これは五十肩がとても痛くて眠れないほどの強い痛みのある時に使います。肩に石灰がたまる石灰沈着性腱炎というやっかいな病気では、この注射が効きます。ここでも、ステロイドだけだと刺激になるので局所麻酔剤を使いますが、このときもアレルギーがある人は注意が必要です。注射した後、気持ちが悪くなったり、心臓がどきどきしたりする場合があるので注射したらしばらくおとなしく様子をみてから病院をでるようにするといいですね。ここで、ワンポイントですが！　白く濁ったステロイドが超効きます。これはトリアムシノロンアセトニドというステロイドで、どこの病院にも普通はおいてある注射です。効果は即効性というよりも、2～3日してから、よく効いてくることが多いですよ。ただ、ステロイドなので骨には悪く、何回も注射できません。時に、関節に膿がたまったり、肩の骨がとけてしまうこともあります。

最も治療のエビデンスがあるのはリハビリです。上手に、しかも早くからリハビリをすれば治るのも早くなります。では、五十肩ではいったいどういうリハビリをするのでしょうか？

まず、ホットパックといって肩を温めます。結構熱いパックですので直にあてるとやけどするくらいです。肩を温めると（特に肩の後ろ側を）血管が開きます。すると血管から肩の関節液がにじみでてきて肩がなめらかになるのです。主な関節液はヒアルロン酸ですので、温めることによって自分でヒアルロン酸をだして関節の潤滑油として効果がでます。その油がでている状態で肩の可動域訓練といってリハビリの訓練士の人によく動かしてもらいます。

それでは五十肩ではどの動きがリハビリで最も大事でしょうか？

これは外旋といって、肘を胸につけたまま腕を開く動作です。五十肩では力こぶの筋、すなわち上腕二頭筋長頭腱が関節の中にくっついてしまい、肘のほうまで痛くなります。このくっついた状態をはがすようにすれば肩の痛み、とくに夜の痛みがとれてくるのです。

他には、肩甲骨のまわりの筋肉がかたくなっていることが多く、特に脇の下から背中にかけてかたくなっています。これには、ぞうの鼻のように腕を床につくようにぶらぶらと下げてゆっくりと体でいきおいをつけて腕をたらします。これにより肩甲骨のまわりの筋肉の緊張、これをスパスムといいます、このスパスムがとれてくればしめたものです。

しかし、リハビリをやったら余計に悪くなったという人もたまにいます。なぜでしょうか？

これは、肩関節の中がかわいた状態で肩を動かすと、よけいに中の腱がこすれて痛んでしまうからです。こういったときは、先ほどのヒアルロン酸注射をリハビリの前にしてもらい肩を動かすといいでしょう。

■肩にいいサプリメントはあるの？

食事やサプリメントはいま一番話題になっていますよね。五十肩になりやすい人に糖尿病が多いことから、食事では甘いものはできるだけ避けましょう！　血糖値や糖尿病の有無と五十肩の重症化には関係があるという報告もあります。

肩関節も軟骨でできていますから、サプリメントとしてはグルコサミンなどもお勧めです。ここでよく効くといわれるのはN－アセチルグルコサミンといってN－が付くのがいいらしいです。実際に飲んでいる患者さんから膝もよくなったというお話をうかがいました。また、ある患者さんの話によると、アミノ酸のサプリメントが肩によく効いたとおっしゃっていました。これは、おそらく、肩のまわりの筋肉の代謝がよくなって筋力がつくために肩が安定して五十肩の痛みがとれてきたのだと思います。当然、肩も体の一部ですから、筋肉だけでなく骨や軟骨などからできていますので、それらを補う栄養素は効果がでる可能性がありますね。一般的に、五十肩は冷やすと痛くなります。ですから、体が温まるお料理とか飲み物もおすすめです。

これらの治療法は保存的治療と言って、いわばそれほど痛くないやさしい治療です。しかし、何カ月もリハビリをしてもいっこうに改善しないとか、逆に悪くなっているのではないかというお話もよく聞きます！　こうした方にお勧めなのが、手術治療になります。この手術の名前は、**肩関節鏡視下授動術と言います！**

アメリカでは1990年代から行われており、私は2003年に初めてこの手術を行いました。現在、保険適用となっておりまして、立派な五十肩の治療法なのです。ご存知でしたか？　五十肩に手術なんてありえないという時代でしたから、これは医学の画期的な進歩の一つと言えるでしょうね。ある患者さんにこう言われます、「てっとり早くすぐ手術して治してください」と。しかし、おわかりでしょうが、手術にはメリットとデメリットがあります。しっかりした場所で、しっかりと説明できる医師のもとでやるべき手術であり、決して簡単な手術ではありませんよ。

6 本当の原因は何？

「あなたは五十肩だから大丈夫です」と医者にいわれましたと泣きついてきた患者さんもいました。なぜ、五十肩なら大丈夫なのでしょうか？　大丈夫でないから医者にいくわけで、全然説明になっていないですよね。実は、現在日本中、あるいは世界中にちゃんと五十肩の原因をのべられる医師はおりません。だけど肩が痛いという事実はあります。私は15年前に五十肩の関節鏡手術を行っているときにふと気が付きました。「なぜ、力こぶのすじ、すなわち上腕二頭筋長頭腱のまわりが赤くなっているのだろう？」と。この謎はしばらく解けませんでした。しかし、たくさん手術して、肩の中をのぞいているうちにようやくある傾向がわかりました。それは、この力こぶのすじが肩の中でくっついてしまうと腕が外に回らない、これを外旋制限といいます、このことがわかってきたのです。そしてこの外旋ができなくなっている人は夜間痛、すなわち肩がうずくように夜痛むことがわかってきました。では、なぜ力こぶのすじが赤くなるのでしょうか？　その原因が肩の中にひそんでいるものだったのです。すなわち、五十肩の正体は、なんと**「とげ」だったのです！**

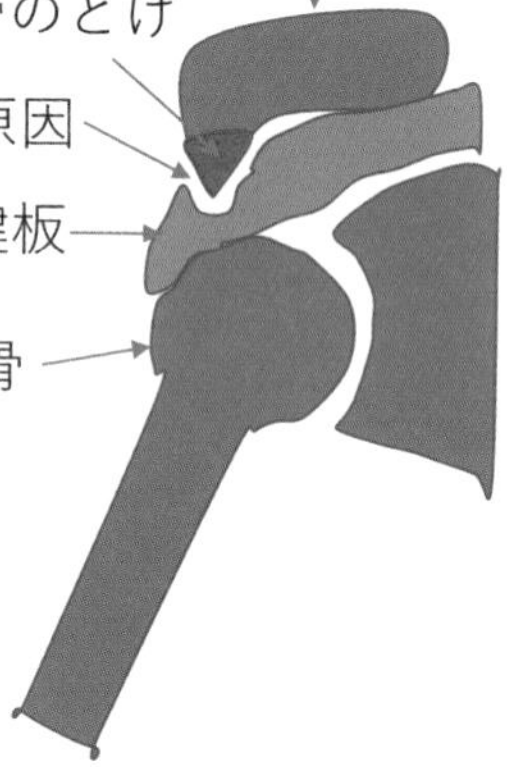

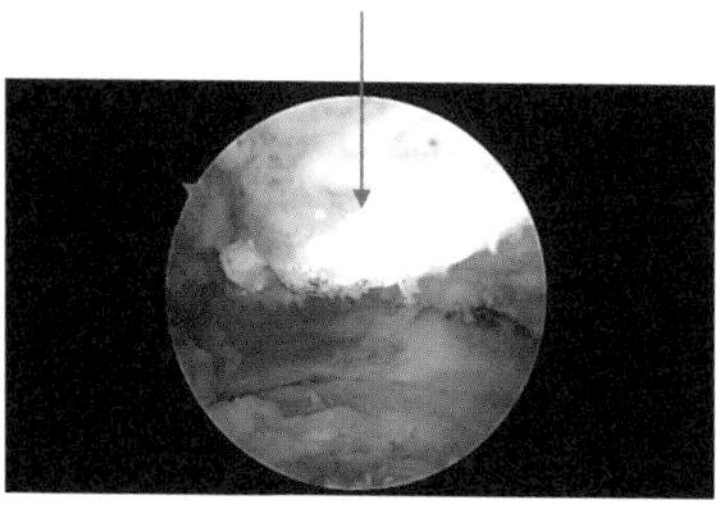

肩関節鏡写真

■五十肩の「とげ」とは？

みなさんのご経験で足の裏にとげがささったことがある人はいませんか？　そう、とげとはささくれみたいなものです。しかし、動かしたりすると、チクッとものすごい痛みが走りますよね。これがとげによる痛みなのです。それでは、このとげは肩のどこにできるのでしょうか？

それは、ご自分の肩を上からさわっていただけるとわかると思いますが、肩の一番端に骨のでっぱりがありますよね。これを肩のみね、すなわち肩峰といいます。肩はこのなかで動いているわけで、じつは肩のとげはこの肩峰の下にあるのです。この部分を**肩峰下滑液包といいます！**

この肩峰下滑液包は袋みたいになっていて、もし骨の下にとげがあるとこの袋を介して、肩のなかにある筋肉、すなわちインナーマッスルをこすってしまうのです！　どんどんこすっているうちに、ちょうど大工さんのかんなのように筋肉のすじ、すなわち腱板といいます、この腱板を削ってしまうのです。イメージとしては、この肩の端の部分が窮屈になってこすれあっている感じです。さあ、こうなると何がおこるでしょうか？　それは、**腱板不全断裂です！**

これはインナーマッスルが皮一枚残っているものの、ほとんど切れて赤く充血している状態です。上からはとげで圧迫されてこすられ、下からは力こぶのすじが動いて擦られて、この腱板がそうとう痛めつけられるのです。ひどくなると、腱板のさらに下にある力こぶのすじまで赤くなり、しまいには切れてしまうこともあります！　それでは、なんでこのとげができてくると思いますか？　これは、この本の究極の質問でこの本の神髄です！

理由はいろいろと考えられます。まず、第一は**体質です！**

すみません、これは答えになっていないかもしれませんが、実はこれが現在考えられる中でもっとも信憑性があります。体質ってなに？　という感じですが、五十肩の３割以上は両肩におこります。このとげをレントゲンでたしかめると、片方にある人の80％以上は、反対側の肩にもあります。しかし、このとげは大きさや、形、程度の問題で症状が出ない人も多くいます。一口に、体質といいますが、ではどんな体質の人に多いのでしょうか？　それは、**糖尿病です！**

以前、私が調べた学術的な論文には、肩の痛い方の約3割が糖尿病でした。これは、なにも糖尿病と診断された人だけでなく、血糖値の高い方、HbA1cという糖尿病の検査で陽性の方、お父さんお母さんのどちらかが糖尿病であるという家系がある方に肩が痛い人が多いのです！　知っていましたか？

■炎症性サイトカインの仕業

とげといっても肩だけでなく膝とか股関節にもできます！　そう考えると、これは本当に悪者なのでしょうか？　たとえば、足の筋肉が弱くなってくると膝がO脚になってきます。これは膝の不安定性といって、ぐらぐらして体重をささえきれず、その結果、反応性に骨にとげができて膝を安定させようとするのです。このときに関節内にはインターロイキン6（IL-6）というサイトカインと呼ばれる炎症物質が産生されています。これにより関節にとげができてくるのです。肩においても同様！　三角筋やインナーマッスルが弱くなってくると肩がぐらぐらして不安定になり、それを防ごうととげができてくるのです！　しかし、これには長い年月がかかります。したがいまして、30代よりは40代、50代となって筋肉が衰えてくる年代に五十肩は多いですよね。

■とげの正体は？

とげを実際ながめてみると、ただの骨ではありません。軟骨のようですが軟骨より硬く線維成分に富んだ組織でちょっとやそっとではとれません。先がとがっているものや丸いもの、比較的やわらかいものまでさまざまですが、80歳ぐらいになると相当かたいとげとなっています！

■とげの大きさは？

それではとげの大きさは、みなさんどれくらいが普通だと思いますか？　五十肩の症状がでてくる人のレントゲンをくらべてみますと、そのほとんどはなんと、

2～5㎜ぐらいのほんの小さいものなのです！

こんなちっちゃなとげは問題ないよとお考えでしょう！　これまで、五十肩の

原因がまったくわからず、自然に治るとわけのわからない理由で言われていたのも、このちっちゃな原因に目を向けていなかったからなのです！　たとえ２㎜でも、のどにささったらどうですか？　足の裏にささってとれないでいたらどうですか？　これが、もっとからだの深くでおこっているとしたらとても恐ろしいですよね！

■このとげは大きくなるの？

みなさんは鍾乳洞に行ったことがありますか？　山口県秋吉台の鍾乳洞はとても広くて神秘的ですよね。この鍾乳洞のつららを思い起こしてください。まさに肩の中にあるこの骨のとげは少しずつ年月とともに下にのびてゆくのです。そして大きくなったとげは、肩のなかで腱をひきさき、80歳をこえると多くの人は自然断裂といって腱がきれてしまい腕が動かなくなるのです！　大きいとげは10～20㎜もあるとげに成長しますので約５～10倍も大きくなるわけですよね！

7　五十肩の根本的治療とは？

昔、仮面ライダーがショッカーという悪いやつをやっつけるテレビ番組がありましたね。仮面ライダーだけでなく、ロボコンやゴレンジャーなど石ノ森章太郎さんの作品はすばらしいですよね。どの世の中にも悪はいるわけで、正義が必ず勝つとはいえない世の中は寂しいですよね。しかし、世の中にはこの悪と仲良く共存することでうまくいくこともあります。すなわち、とげが肩の中にあっても、うまくつきあっていけば痛みもやわらいで程よく暮らしていくことは可能です。さきほど申し上げましたように、とげは決して悪者というわけではなく肩の不安定性をなくそうとしてできた、もしかするといいものかもしれません。

話は少しそれてしまいましたが、この共存していく治療が、リハビリやヒアルロン酸注射などの保存療法であります。しかし、とげを悪とするならば、これを徹底的にやっつける治療法があります！

それが、**肩関節鏡視下授動術なのです！**

　これは肩の内視鏡手術になります。お腹や胸などによく使われますカメラを用いてやる手術ですね。

■肩関節鏡視下手術って何？

　最近は手術といっても内視鏡の手術だから！　なんて言葉に誘われてお腹の手術とかしたら大変なことになったとかいうニュースを耳にしますよね。内視鏡とはいったい何なのでしょうか？　それは、**カメラを使った手術なのです！**

　そんなの知ってるよなんておっしゃる

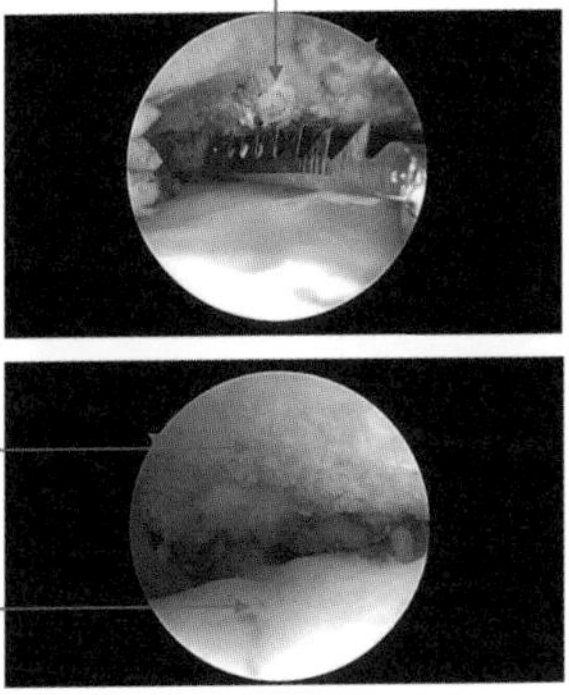

4Kカメラを搭載した最新の内視鏡で手術

かもしれませんが、実はこのカメラは特殊にできているのです。肩で使うカメラは30度斜視鏡といって、まっすぐに見るカメラではなく斜めのすみっこまで見えるカメラなのです。しかも太さはなんと４㎜ですからお箸より細いですよね。カメラの開発は日本は世界に先駆けて20年以上前から行われています。最初はモニターがなかったものですから、術者は直接カメラをとおして覗くように膝などの関節の中を見ていました。今では、超高性能のデジタルモニターおよび４Ｋカメラと軽量で丈夫な関節鏡が発展してとても使いやすくなっています。我々は、このカメラの手術手技をまず膝で学びました。斜めを見ながら自分の思ったところにカメラをもっていく操作や、目の前に見ている画面に操作する器具などを挿入する技術をしっかりと学ばなければとてもカメラの手術なんて難しくてできませんでした。この膝の手術がある程度習得できている医者が肩をやらせてもらう教育を受けていました。いまでもこれは大事なポイントであり、いきなり肩をやる医者はあぶないです！

■内視鏡の手術はアートである！

これは私の師匠の先生がおっしゃっていた言葉ですが、何百人も手術をしていくとこの言葉が実に身にしみてわかってきます。すなわち手術は美学なのです。体裁のいいことばかり言う医者は本当は信用できません。どんな理屈があろうが、どんなエビデンスがあろうが、目の前にいる患者さんが大満足する医療の提供には絶対に美しい手術が必要なのです！　もちろん手術のセンスがまったくない医者もいます。あるいはとても不器用な医者もいます。しかし、このアートという言葉は決してただ上手い手術というわけではなく、手際なのです。肩の手術にはそれなりの設備がいります。カメラだけでなく、からだをささえる特殊な手術台、モニター、還流ポンプ、水の中で焼く器械、腕をささえる器械などです。これに最低助手1名、看護師1名が必要で、もちろん麻酔科医は必須です。これらの一人ひとりが手際よく次から次に何をすべきかみんな知っていて、器械もきちんと準備されていてはじめて手術ができるのです。それでは、手術に先立って必要な検査とか何かあるのでしょうか？　**術前検査は重要です！**

まず、手術できるかどうかは、この術前検査という関門をくぐらなければなりません。なぜ必要かというと、麻酔がかけられる健康な体かどうか調べるのです。この中には、まず採血、レントゲンで胸の写真撮影、肩のＭＲＩやＣＴ撮影、呼吸機能検査、心機能検査などがあります。採血では肝炎などのウイルス検査やエイズウイルス検査、血が固まる速さが正常かどうかの凝固因子検査、尿検査もします。こうしてみると手術の前にやることは結構大変ですよね。それから今飲んでいるお薬をチェックして、血がさらさらになる薬は手術する1週間前などにとめなければ手術のとき出血が多くなり手術ができません。でも、術前検査よりももっと大事なものがあります。それは、手術したあとリハビリがちゃんと受けられる病院があるかということです。手術はもちろん大事ですが、その効果を１００％発揮するには手術直後からのリハビリができる病院、あるいはクリニックが必要なのです！

コラム　医学部の教授になるコツ

小さいころからまじめに勉強して先生にほめられ、家族にも期待されて医学部に入りました、というKさん。家がそれほど裕福ではなかったので浪人して国立の医学部に入りました。6年間の学生生活は夢のように楽しく、人生が生き生きとしてまるで別世界に住んでいるようでした。学生時代も野球をやってとても健康的でした。先輩にさそわれて整形外科に入りましたが、勉強や仕事よりも先輩との飲み会などが多くほとんど毎日寝不足でした。或る日、マラソンの大好きな先輩から、お昼にマラソンに誘われてその帰りに「ちょっと実験室でも寄ってみるか？」といわれ「はい！　お願いします！」とそのままついていきました。そこは、整形外科とはとてもかけ離れた静かな水の流れる音が聞こえる、いわゆるラボでした。「ここで細胞を培養するんだ！」と当時の助手の先生から実験に誘われるようになりました。いまではこの先生は某大学の副学長になられた立派な先生でした。ここで、実験手技を学んだKさんは、研究というものに大いに興味をもち、のちに研究マインドとよばれる医学ではとても重要な精神を養いました。このように、ただ単に平凡にくらしている毎日の中に思いもよらぬチャンスが目の前を通ることがあります。これをつかむことが教授になるまず一歩だと思います（ちなみにKさんとは私です！）。しかし、教授になることだけが人生ではありません。腕を磨いて目の前の患者さんがすごくよく治って、にっこり笑顔を見せてもらえることこそが医師としての醍醐味なのです。

さて、五十肩のカメラの手術のお話にもどりましょう！

■入院は何日ぐらい必要ですか？

肩の手術ですから基本的に次の日は歩いて動けます。ですから、手術の当日午前中に入院して、午後に手術、翌日退院の合計、**1泊2日が私の病院では通例です！**

手術した夜は痛みが出ますが、頸部のブロック注射や痛み止めで治まっていきます。腱を縫う手術の腱板断裂や野球のピッチャーなどの投球障害肩の手術も同様に1泊2日で手術しています。

入院日数が長ければ長いほどお金がかかりますので、短いに越したことはありませんね。

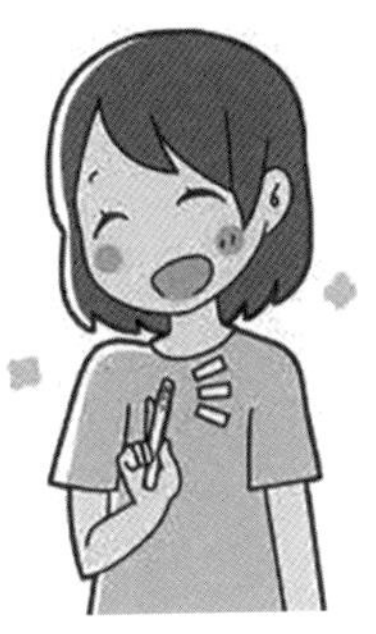

■手術時間ってどれくらいなの？

これは手術する医者によってだいぶ違っているのが現状です！　たくさん五十肩の手術経験がある医者であれば1時間はかからないでしょう。しかし、慣れない医者がやると2時間以上はゆうにかかります。手術時間とは、必要なところをてきぱきと無駄なく、しかも十分に行える技量が大事なのです。私はどうかって？　私は、**平均手術時間は約30分です！**

これは、メスをいれてから皮膚を縫うまでの正味の時間です。麻酔とか準備の時間をいれれば1時間から1時間半はかかります。

■手術ってむずかしいの？

これは、肩のカメラの手術ではもっとも難しい部類にはいってきます。なぜなら、肩の関節のすきまがとても狭くて窮屈になっていることに加えて４㎜の細いカメラを入れて、しかも器具を挿入するには肩のカメラの手術を相当やってこないとできない技だからです。

■手術した後痛いの？

この肩のカメラの手術のもっとも大きな欠点は手術直後の痛みです。ある患者さんは出産ぐらい痛かったとおっしゃっていました。しかし、思ったより痛くなかったです、とおっしゃる人もいてまちまちです。最近では、この術後疼痛を抑えるようにブロック注射を術前に行ったり、痛み止めのステロイドを術後翌日に注射することにより以前とくらべてはるかに術後の疼痛をコントロールできるようになりましたので、ご安心ください。

■手術した後はどんなふうになるの？

基本的に手術した次の日から運動をします！　五十肩の手術はとげを削って肩の中の動きをよくする画期的な手術なので、せっかく手術をやっても動かさないとまた肩が固まってしまいます。ですから、三角筋などの固定はいっさい行いません！　もし、そのような固定をするようなことがあるときは何か特別な理由があるときだと思いますので、注意してください。具体的には、手術翌日に腕を床につくようにたらして象の鼻のようにぶらぶらさせる体操をします。朝、昼、晩とゆっくりとからだで勢いをつけて、腕の力をぬいて10回まわすように3セット行います。そして、リハビリを通院で開始します。理学療法士が肩のリラクゼーションといって軽く肩甲骨のまわりをほぐしながらやわらかくして、肩の可動域訓練をやります。このとき、痛いのを堪えてまで無理して動かしてはいけません！　これがリハビリのコツになります。手術して、1週間後から積極的に自分でもどんどん腕を上げる訓練をやります。この時に、寝ながら腕を頭のほうに上げると効果的です。平均的に1カ月もするとだいぶ腕が上がるようになります。

この時に、腕を上げることにばっかり気をとられて肘をまげたまま腕を外に開く、いわゆる外旋運動をしっかりやらなければ肩の痛みはとれてきません。ゴムチューブや物を持ち上げるのは手術後3カ月以上しなければやってはいけません。自分の腕の重みを十分支えられるようになるまで、少なくとも3カ月はかかるからです。しかし、日常復帰は手術後1週間から事務作業など腕を使うことがそれほど必要でない軽い作業は可能です。全く問題ない程度に治り、スポーツなどに復帰するには、やはり半年はかかることを頭にいれておいたほうがいいです。

■手術をするのとしないのとどっちがいいの？

もちろん手術をしない方がいいに決まっていますが、手術をすることのメリットを申し上げておきますね。まず、**再発が少ないこと！**

これは手術が根本治療ですので、とげを削っておけばそう簡単には再発はしません。0ではないにしても600人手術して再発はありませんでした！

そしてもう一つは、**早く治ること！**

リハビリなどの保存的治療が約2年もかかることからすれば最低その半分以下の期間で治すことはできます！　リハビリを半年以上もしていて本当に治るか保証もなく不安な日々を過ごす精神的なデメリットを考えると、手術してすっきりと早く治すほうが目処がたちますよね！

■じゃ～手術のデメリットは何なの？

これも、五十肩の手術にかぎらずなんでもそうですが、まず入院しなければならないこと。麻酔の危険性、血の塊が脳や肺にとぶ危険性、神経や血管を切ってしまう可能性、腕のしびれなどがでる可能性などがあります。ただ、通常はこのようなことはなく、ましてや命にかかわる危険性はかぎりなく0に近いです。しかし、手術前の同意書にはこのようなことを明記しなければいけないようになっています。半分おどしのような感じですが、説明責任というものが医者にはついてまわります。私は個人的にこの手術のもっともいやなデメリットは、**手術直後の肩の痛みだと思います！**

この痛みは徐々にやわらいで1週間もすればだいぶよくなり、手術前の痛みとは質が違ってきます。とにかく、肩甲骨のまわりの筋肉をリラックスさせてやわらげることで、痛み止めを飲まなくても大丈夫な程度まではいきます。

8　肩関節鏡視下手術のコツとは？

さあ、いよいよ手術のコツのお話です。この箇所は、専門的な人に読んでいただけることを期待しております。もちろん、素人の方も大歓迎です！

■手術しているときはどんな姿勢なの？

患者さんはビーチに座って寝そべっている姿勢、これをビーチチェアポジションといいます。２０１８年の夏は猛暑が続いてとても暑かったですよね。海辺などはとても暑くていけなかったでしょうが、パラソルの下でサングラスでもかけてゆっくり遠くの水平線のサンセットでも眺めている姿勢が、実は五十肩の手術の姿勢なのです。このとき、手術するほうの腕は固定しません。３６０度ぐるぐると動かせるように自由な姿勢がいいのです。

■麻酔はどういう麻酔なの？

2種類あります。一つは、全身麻酔です。これは、細いチューブを気管に通しますので基本的には人工呼吸になります。意識は全くなく、気が付いたら手術が終わっていたというタイプです。もう一つは、ブロック麻酔になります。首の付け根にエコーをあてながら針をさして腕にいく神経に局所麻酔を注入します。これは意識はありますが、麻酔がきくまでに30分ぐらい時間がかかるほか、手術が終わっても麻酔がきいていて腕が半日ほど動かないという感じです。しかし、ブロック麻酔は次の日ぐらいまで痛くなく過ごせるので割と好まれます。もちろん、起きたまま手術になりますので、手術をやっている音やしゃべり声など全部聞こえます。見ようと思えば、自分の肩の中身までカメラをとおして見ることも可能です！　でも自分の肩の中を生で見るのは少し怖い感じですよね。

■わずか1泊2日の30分の手術！

もちろん手術なので入院していただきますが、手術の当日午前中に入院して、その日の午後に手術して、次の日には帰ります。まったく三角布などの固定はいりませんから外から見たらとても手術したとは思われません。創はカットバンでかくれる大きさで4〜5カ所となります。だから手術の次の日からシャワーOKです！

■カメラの手術とは？

4Kカメラを搭載した最新内視鏡治療！

肩のカメラの手術は一般的にこう行います。まず、肩の背中側から5㎜ほど切開して4㎜の鉄の棒を入れます。関節の中に入ったらカメラを装着して、同時に生理食塩水を流します。現在行っている内視鏡手術は4Kカメラを搭載した非常によく見えるカメラで、安全にかつ確実に手術を行います。関節のなかはちょうど風船のようになっていて、お水をいれてふくらませると関節がひろがってカメラが見やすくなります。それと、肩の中を電気メスで焼くときも熱がでないように水を流しながら手術をやります。肩の中をカメラでひととおり眺めます。カこぶのすじや、骨の軟骨、関節唇といったやわらかい軟骨のふちどりなどです。五十肩ではこの関節のすきまが水をいれてもとても狭く手術はむずかしいものとなります。ただ、カメラで覗いているだけでは手術になりません！　肩の前のほうにもうひとつ５㎜の穴をあけ、関節の中に細い鉄の棒を入れてカメラで確認します。位置が確認できたら、この細い棒を電気メス（ＶＡＰＲ®といって蒸散するもの）にいれかえて、いよいよ本当の手術にとりかかります！　その名も、

部分関節包切離術です！

五十肩は腕の骨の受け皿である肩甲骨のまわりの袋がかたくなっているのも原因ですので、これを切っていくわけです。部分的に必要なところだけを切る手術と、かまわず全部きってしまう全周性解離術との２種類あります。どちらがいいかはいまだに議論があるところですが、必要な部分だけを切ればいいというのが私の考えで、切りすぎると逆に緩くなりすぎて肩が脱臼するおそれがあるのです。それでは、必要な部分とはいったいどこでしょうか？　それは、**肩の上、前、下の部分なのです！**

肩は関節包とよばれる袋の中にあります。五十肩は、この袋が縮んでしまう病気で、肩が動かなくなるのです。この袋の中に実は力こぶのすじ、すなわち上腕二頭筋長頭腱がくっついています。五十肩ではこの力こぶのすじのまわりがくっついてしまって肩や肘、腕のほうまで痛くなるので、この力こぶのすじがくっついている周り、すなわち肩の上、前、下を剥がせば十分なのです！

コラム

人生には必ず死と直面するときがあります。私は、3度直面して死にかけたことがあります。1回目は自分は憶えていないのですが、2歳ぐらいのときに家族でいちご狩りに行ったときにビニールハウスの近くの小さな水路でしゃがんでいたらしいです。私を見失った父親は私をやっとのことで探し出し、冷や汗をどっとかいたらしいです。そこは、いつもは大量に水かさがましてくる水路でありましたが、その時は偶然水がちょろちょろと流れているのみで助かったと聞いています。2回目は5歳の時でした。近くに住んでいる田舎のおばあちゃんの家に、いとこの男の子と一緒に行こうとしたときです。小さいながらよく憶えていますが、砂利道でほこりっぽく、わりと広い道でした。走りかけたその瞬間に背中にごそっと何かが乗りかかった感じがしました。ふと見るとバイクが通りすぎて止まってこちらを見てそのまま過ぎ去りました。完全に引き逃げだったのでしょうね。その数秒後から頭が割れるように痛くなり、家に帰ったのも憶えていません。当時、近くには脳神経外科などないほど田舎ですから、病院にもいかず、ずっと家で寝ていたような記憶があります。おそらく1週間以上割れるような頭痛が続いていましたので、脳出血があったかもしれません。その後、けいれんや麻痺などなく、すくすくと育ちました。3回目は28歳ぐらいのときです。仕事から帰る途中、あまりに疲れすぎて眠くてたまりませんでした。高速道路の下りの車線でゆっくり運転していました。そのときです、どんっと体に響く感じがしてびっくりして目がさめました。なんと前方にはトラックが走っており、追突してしまったのです。あわててサービスエリアにトラックと一緒にとまって車をみると傷一つなくトラックの運転手さんにお詫びをして無事にすみました。一歩まちがえればいま私はいなかったでしょう。何かが私を救ってくれたのだといまでも思っています。ですから命は大切にしたいですし、患者さんをより救おうと思うきっかけにもなっているのです。

■力こぶのすじとは？

昔、ポパイがほうれん草をたべると二の腕のこぶがとても盛り上がる漫画がありましたよね。そう、まさにその二の腕の筋肉が上腕二頭筋とよばれ、力こぶの筋肉になります。当然、筋肉ですから骨にくっついているわけですが、実はこの上腕二頭筋は上腕骨、すなわち腕の骨にくっついていないのです！　ご存知でしたか？　じゃ～どこにくっついているかというと、肩のほうは肩甲骨、手先のほうは前腕の橈骨というところにくっついていて、肘と肩をまたいでいる二関節筋と呼ばれています。五十肩でなぜ力こぶがだいじであるかというと、２００３年に私が発表しましたが、五十肩の原因はこの力こぶの動きが肩のなかで悪くなっているということなのです。正常では肩のなかで力こぶのすじは上腕骨の頭をすべるように動きます。これを、**スライディングムーブメントと呼びます！**

このスライディングムーブメントができなくなるのが五十肩なので、この動きを再生してあげれば五十肩も治るというしくみです。この力こぶのスライディングムーブメントを正常化させるように、カメラを使って部分的に剝がす手術が肩関節鏡視下授動術なのです。これは、肩をスペシャリストとしてやっている医師ですら知らないことも多いのが現状です。

■いよいよ骨のとげを削ります！

これはこの本のメインテーマともいえる最も大事な部分です。肩の外側に5㎜ほどの穴を2カ所あけて、一方からカメラを入れ、もう一方から「とげ」を削ります。このとげも実はすぐに目の前に見えてくるわけではありません。慣れない医師ですと、このとげに到達するまでに30分以上かかるでしょう。実はこのとげの周辺は出血しやすくて、一度出血するとカメラが見えにくくなり、血を止めるのに必死で、とげどころではなくなることもあります。とげを覆っている軟部組織がとても厚くてカメラが入りにくいこともあります。そのとげが十分見えるようになったら、いよいよ削りに入ります。皆さん、歯医者さんで歯を削ってもらったことはありますか？　そうです、その削る道具のようなもので４㎜ぐらいのアブレダーというものを肩の中に入れて削ります。わずか２～５㎜ほど削っておしまいです。とげに触っているインナーマッスル、すなわち腱板に当たらないことを確認して終了となります。ここまでわずか30分足らずです！

■カメラで肩の袋を切離して、とげを削ったあとは？

この力こぶのすじを動かすためにカメラで肩の袋を切離したあとは、一度カメラを抜いて肩を動かしてみます。まず、腕をおろした状態で外側にする外旋、外旋しながら腕を上げていく挙上、腕を外にする外転、外転しながら内側や外側にまわす内旋、外旋をします。この動きがまだ硬い場合は、もう一度肩の中にカメラを入れて力こぶのすじのまわりを剥がすのです。

■手術の後のリハビリはいるの？

もちろんいります。せっかく肩の中のとげを削ってすっきりしても、肩の中のがちがちにくっついてしまったところを剝がしたあとは、またくっつかないようにしないと手術の効果は十分ではありません。もう手術の次の日から運動を始めてください。具体的には手術翌日より振り子体操、リハビリ室にて理学療法士さんに肩の可動域訓練をやってもらいます。このとき痛いのを無理にやるのはご法度ですから注意してください。何分マイルドにやりながら徐々に肩を動かしていきます。もっとも大事な運動は、**外旋運動です！**

これは「どうぞ体操」といってテレビでもご紹介した例の体操です！

どうぞ体操は後述しますが、五十肩の予防体操にもなります。まず、手のひらを上にむけて大きく腕をどうぞとするように内側から外側にむけて回します。これを下垂位外旋運動といいます。これを朝10回、昼10回、夜10回、1日3セットやってください。

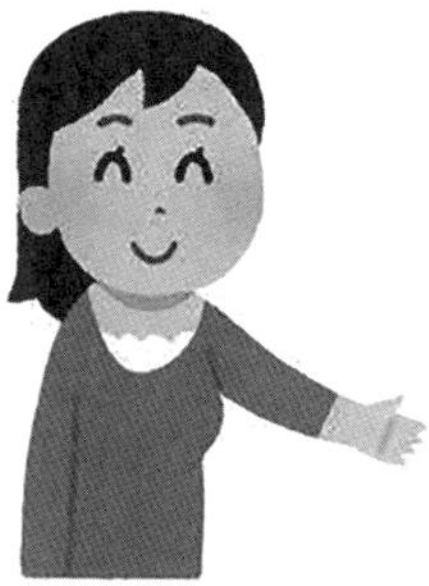

手術して1週間後には、わずか5㎜ずつ4カ所を一針ずつ縫ったところを抜糸します。そしたらもうお風呂の湯舟に入ってもいいです。

コラム　肩こりと五十肩は違うの？

最近、肩がこって夜も眠れないんです。首がひりひりしてきて重い感じです。もちろん肩も痛いです。なんておっしゃる患者さんもいます。これは、よくよく調べてみると五十肩の始まりだったりすることもあります。頸椎のＭＲＩも異常ないし、肩もなんともありません、と近くのクリニックでいわれました、という方など、実はこの肩の中にある「とげ」が原因だったりするのです。関節鏡でこのとげを削った方に聞くと、頭のつけねの肩こりがすっかり消えて楽になりましたとおっしゃいます。

9 五十肩だからって決してあきらめないで！

この世に生まれてきたからには病気はつきものです。必ず病気の一つや二つはご経験されるでしょう。いったい病気ってなんのために存在しているのでしょうか？ そんな哲学的な話はいらないとおっしゃるでしょうが、まあ少し聞いてください。我々は大きな自然の中で生きている小さな生き物です。それをとりまく環境や自分の中までつねに変わり続けます。もはや昨日とまったく同じ自分は今日はいないのです。病気は生きている状況のなかで、いつもとは違う環境が、ある一定の程度を超えると存在が明らかになります。つまり、**病気を治すにはそうなった環境を変えればいいのです！**

五十肩とよばれる一見なんでもないような病気もそうです。そうなったであろう環境を治せばいいのです。その環境とは、例の肩の中の「とげ」なのです！

最近では関節鏡の手術さえすればこのとげを削るか削らないかは関係ないとの論文も出ておりますが、答えは一つ、とげを削る技術がその医者によって違うということです。つまり、どこの病院でも同じ治療が受けられないのが現状であります。

ある方はこうおっしゃいます。「肩が痛くてどうにもならないので病院にいったら、２時間以上も待たされたあげくに五十肩だから仕方ないよ。シップで様子見てね」と。五十肩だから仕方ないとおっしゃる先生の説明がよくわかりませんね。なんで仕方ないのかをお聞きしたいところです。自然治癒能力というものが人間にはそなわっており、それぞれ個人差がありますがその能力に期待しましょうということでしょうか？

■これであきらめてはいけません！

五十肩だからこそ治しにかかるのです！　診察してどこが悪いかを見極め、レントゲンやＭＲＩでしっかりと腱の様子やとげの大きさを確認するのです。そして、内視鏡を使ってよけいなことはせず、ピンポイントでそこだけを治せばいいのです。そうした医師は必ず私だけでなくいらっしゃいます。「門をたたけ、そうすれば開けてもらえるであろう」（新約聖書より）です。

コラム　野球でいいボールを投げるためには？

いいピッチャーとは、決して時速１６０㎞の球を投げる投手のことではありません。しかもコントロールだけいいピッチャーも決して打たれないとは限りません。バッターに対して打ちにくい球を投げることがいいピッチャーなのです。これにはいくつか秘訣があります。まずバッターは自分から遠く離れたところからボールがやってくればタイミングがとりやすく打ちやすくなります。したがって、ピッチャーはなるべくバッターに近いところまでボールをもっていき手から離れるように投げると打ちにくいのです。つまり、ボールをなるべく長く持っている、持っている時間が長いほどバッターはより自分に近くでボールが飛んでくる感覚になります。具体的には、ピッチャーは右投げであれば振りかぶって左足がバッターのほうに着地してからなるべく長く右手にボールをもってからバッターのほうに押しやる感覚でストライクを投げるのです。次に、いい球とは、決してボールは腕で投げるものではないのです。ではどこで投げるのでしょうか？　それは、

足首なのです！

ご存知でしたか？　マウンドとよばれる小高い土がもってある所にピッチャープレートと呼ばれる板がはめ込んであり、ピッチャーはそこから投げるようにルールが決まっています。では、なぜプレートとよばれる硬い板が必要なのでしょうか？　それはこの板をけりあげて体重移動しやすくするためなのです。もう少しわかりやすく言いましょう。まず、右投げのピッチャーはワインドアップモーションでふりかぶります。そして左足を高くあげてバッターのほうに踏み込みます。そのとき重心は右足から左足のほうに移動していきます。同時にボールも右手から離れようとしていきます。このときです！　ボールが手から離れる前にこのピッチャープレートをけりこみボールに体重移動の重心をのせるようにす

るのです。感覚的には右足首でプレートをけってから右手からボールを離す感覚で、なるべくバッターの近くでボールを離すのです。すなわち投げてからけるのではなく、けってから投げるのです。その時、ちょうど鞭のように力をぬいた感じでかるく鞭を振り上げてやると腕には力が入らず、肩を故障しにくくなります。この鞭のようなしなりとやわらかさがあるピッチャーが実に故障しない大選手になるといえます！　これができると、たとえ時速１２０㎞のスピードでもバッターは打ちにくくなります。ソフトボールのピッチャーがとても速くみえるのもバッターとの距離が野球より短いためなのです。ピッチャーは足腰を鍛えるためにランニングをしなさいと昔はよくいわれましたよね。実は、ボールは腕で投げるのではなく足首で投げる？　という感覚がピッチャーには大事だったのです。

10 楽しい五十肩体操で予防しよう！

どうして五十肩になるかということはこれまで説明したとおり、肩のとげが腱をこすってできた炎症が肩の中に広がって、関節の袋が硬くなり痛くて動かせなくなるためです。ですから、まだとげが大きくないうちなら体操で治せるはずです。このとげでこすれるのが傷をつくる原因ですので、こすれないようにする体操が有効なのです。この体操は大きくわけて三つあります。まずは、

⑴ どうぞ体操

肘を胸につけて手のひらを天井にむけて大きくどうぞというように内側から外にむけて回します。これにより、肩の外旋がよくなり腱板のすべりがこすれずに回復していきます。これを朝、昼、晩にゆっくりと10回ずつ1日3回やってくだ

さい。

(2) ヤッター体操

肘をまげて指先を天井に突きさすように顔の前をとおって上に上げる体操です。肘を曲げることにより腕の重みをやわらげ前方に挙上することで腱板のこすれるのを防ぎます。これを朝、昼、晩にゆっくりと5回ずつ1日3回やってください。

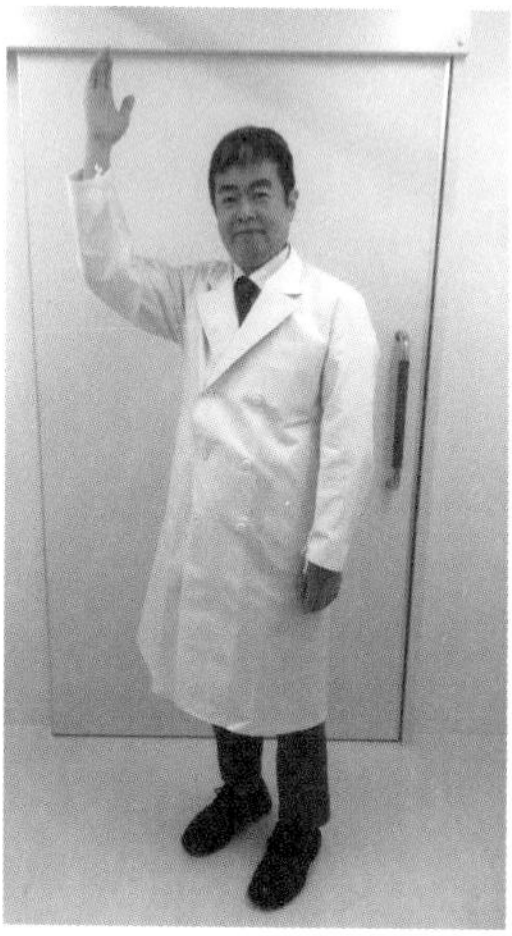

ヤッター体操

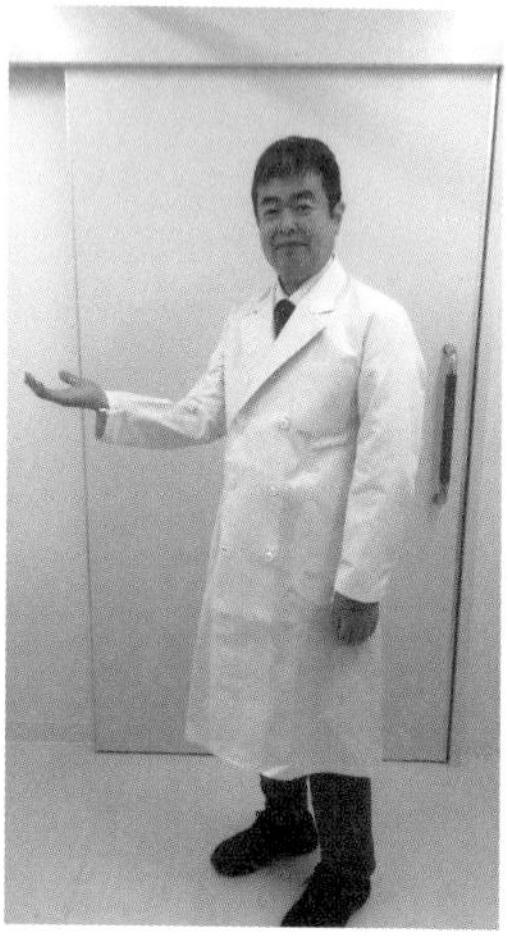

どうぞ体操

(3) ペンギン体操

両手を後ろにまっすぐ伸ばして手のひらどうしを合わせます。ちょうどペンギンの羽をあわせるように、なるべく上で手を合わせるようにします。これにより肩甲骨と肋骨の動きがよくなり肩が安定した位置となり、肩こりや肩の痛みが和らいできます。朝、昼、晩とゆっくりと10回ずつ1日3セットやってください。

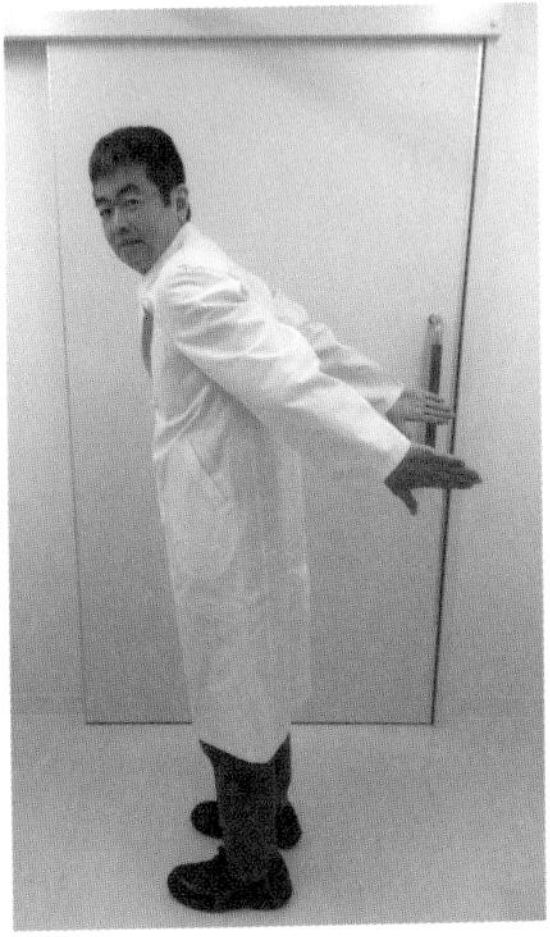

ペンギン体操

11 おわりに

世の中、いつもいいことばかりが続くとは限りません。時には災害にみまわれたり大病にかかったりするかもしれません。五十肩の治療も自然経過が約2年といわれてとても長い病気です。いろいろな口コミや情報で錯綜する治療法がかえって混乱をまねいているのが現状です。本当にいい治療とは、患者さんと医師との信頼関係から生まれてくるものと思います。どんなに有名な治療法であっても、名医といわれている医者であっても、それぞれの患者さんにとって名医であることが一番大事であると思います。きちんと根本から治したいという治療法を選択するには、自分から行動を起こすほかはありません。本当に治したいというその意欲で、「そんなの治んないよ」とか「五十肩だから仕方ないね」といわれる悪を乗り越えて、正義にむかってつき進んでください。きっと、最後にはあなたに笑顔がおとずれるでしょう！　あんなに痛かった肩がいまはうそのようです！　と。わずか数ミリのとげでもかかとにささったら痛くて気になるように五十肩にも「そのとげを削りなさい」といえるのです。肩をしっかり治して早く仕事に復帰し、家族に笑顔をふりまくことが根本治療の成果だと実感することでしょう。

参考文献

1 Clinical outcome of arthroscopic capsular release for frozen shoulder: essential technical points in 255 patients. *Journal of Orthopaedic Surgery and Research* (2018) 13:56.

2 神戸克明ほか「肩関節拘縮に対する肩関節鏡視下授動術の臨床評価」『肩関節』33：541－545，2009．

3 神戸克明ほか「肩関節拘縮に対する肩関節鏡視下授動術における肩峰下除圧術とリハビリテーションの重要性」*The Japanese Journal of Rehabilitation Medicine* 45:612–616, 2008.

4 神戸克明ほか「拘縮肩に対する肩関節鏡視下授動術の治療成績」『肩関節』29：677－680，2005．

神戸　克明（かんべ　かつあき）

群馬県富岡市に生まれる。平成３年、群馬大学医学部を卒業。平成15年、東京女子医科大学東医療センターで肩関節鏡手術を手掛け、以後700例以上の肩関節鏡手術の経験を持つ。平成29年、自治医科大学特命教授を経て平成30年より日暮里リウマチクリニック院長。現在、毎週五十肩を含めた肩関節鏡視下手術を4Kカメラを搭載した最新の内視鏡により行っている。

五十肩の根本治療

2020年７月３日　初版第１刷発行

著　　者　神 戸 克 明
発 行 者　中 田 典 昭
発 行 所　東京図書出版
発行発売　株式会社 リフレ出版
〒113-0021　東京都文京区本駒込 3-10-4
電話 (03)3823-9171　FAX 0120-41-8080
印　　刷　株式会社 ブレイン

ISBN978-4-86641-323-5 C0047
Printed in Japan 2020